Für

Von

Uschi Ostermeier-Sitkowski

Yoga ist meine Haltung

Für Freunde des sanften Kopfstands

Pattloch*

Die Kunst der Entspannten

Yoga tut einfach gut. In Zeiten, in denen immer mehr Menschen nach einem Ausgleich zu ihrem anstrengenden Alltag suchen, bietet Yoga nicht nur sportliches Training und körperliche Fitness, sondern überhaupt eine Steigerung von

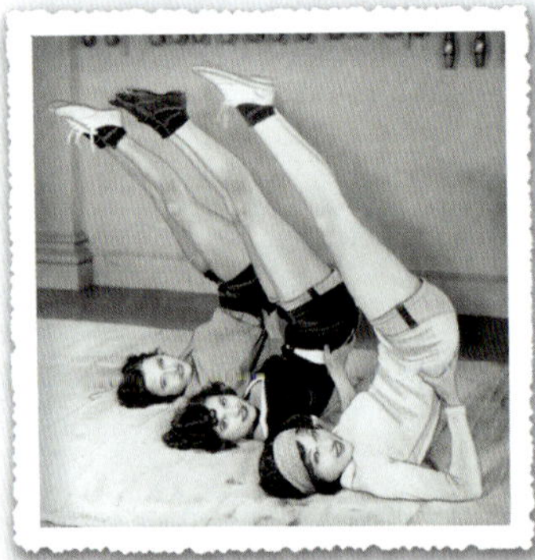

▲ *Yoga lehrt, das Materielle im Leben nicht so ernst zu nehmen, die Dinge einmal in einer anderen Sichtweise zu betrachten oder einfach auf den Kopf zu stellen.*

Wohlbefinden und Lebensqualität auch »abseits der Matte«. Wer Yoga-Übungen macht, nimmt eine bewusste Haltung ein – zu sich, zum Leben – und findet ein positives Verhältnis zu seinem Körper. Mehr als 5 Millionen Deutsche üben regelmäßig Yoga, und rund 20 000 Yogalehrende sind hierzulande tätig.

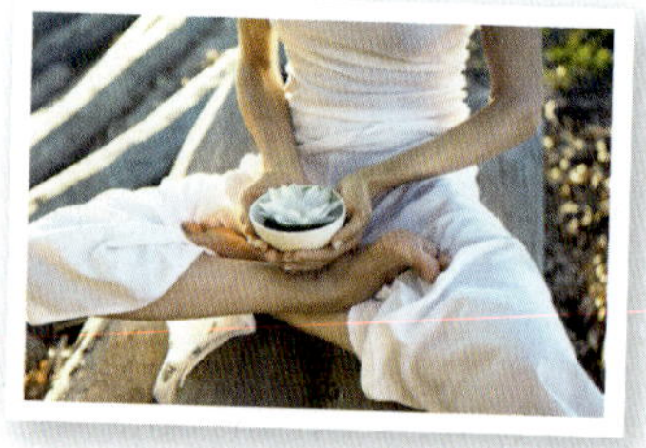

▲ *Zu einer Yoga-Stunde gehören in der Regel auch Tiefenentspannung, Atemübungen und Meditation.*

Dieses Buch lädt alle begeisterten Yoga-Fans ein, sich auf einen vergnüglichen Streifzug durch den Gegenstand ihrer Leidenschaft zu begeben. Es bietet ein buntes, lebendiges Sammelsurium an Wissenswertem und Anekdotischem, an interessanten Bildern und unterhaltsamen Fakten. Das eine oder andere mag eingefleischten Yogis vielleicht schon bekannt sein, doch es gibt hier auch viel Neues zu entdecken.

Jede Seite stellt ein Kapitel für sich in der Welt des fernöstlichen Turnens dar und lädt zu zahlreichen amüsanten Aha-Erlebnissen ein. Denn wer einmal damit angefangen hat, entwickelt eine wahre Leidenschaft für diese Art der Bewegung und wird sie sein Leben lang mit viel Liebe und Hingabe praktizieren.

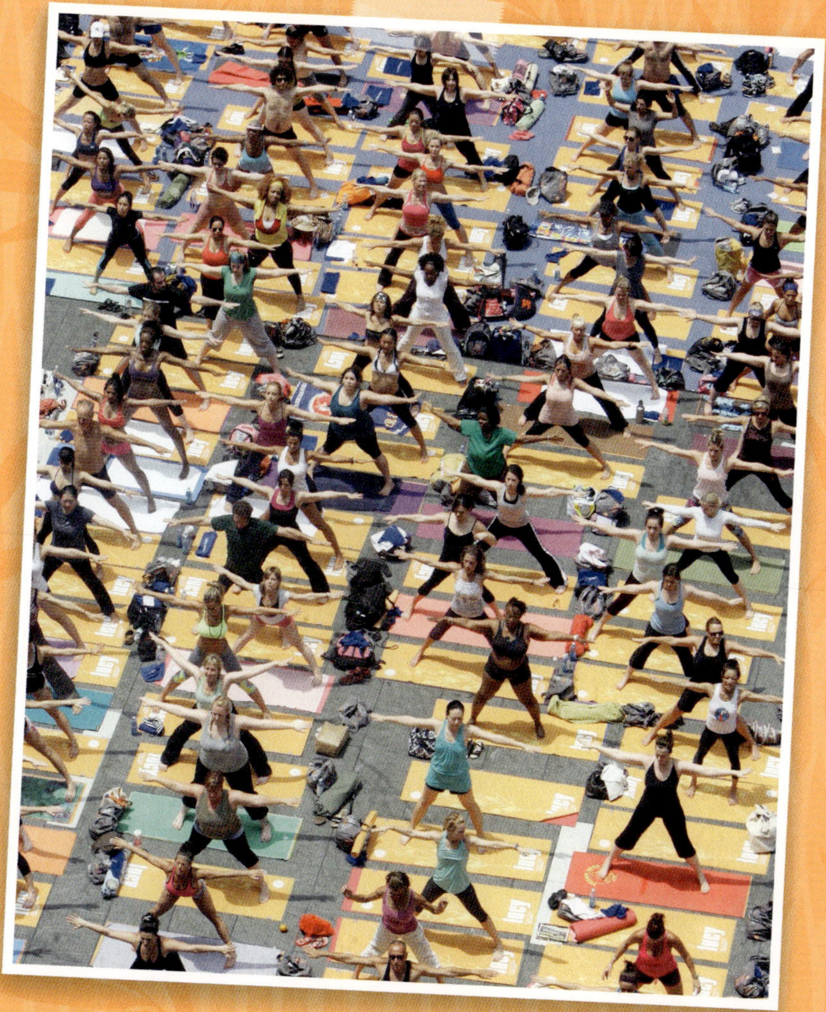

▲ *Eine riesengroße Menschenmenge versammelt sich zum Yoga in den USA. Seit einigen Jahren findet pünktlich zum Sommeranfang eine Massenveranstaltung auf dem Times Square in New York statt. Mit drei Personen fing es an – heute sind es bis zu 1 200 Matten, die auf einmal auf dem belebten Platz ausgerollt werden. Die Anleitungen schallen aus Lautsprechern, und die Menschen werden aufgefordert, für kurze Zeit dem Großstadtstress zu entfliehen. »Mind over Madness« lautet das Motto.*

Yoga [Sanskrit, s. योग]

Der Begriff »Yoga« stammt aus dem altindischen Sanskrit, einer der ältesten Sprachen der Welt, die keine normale Umgangssprache ist, sondern eine religiöse und philosophische. Es ist damit eine Fülle an Yoga-Traditionen gemeint, die sich über lange Zeit hinweg entwickelt haben. Der Yoga-Praktizierende und insbesondere ein Meister des Yoga wird als »Yogi« bezeichnet:

Yogi [Sanskrit, m. योगी] / **Yogini** [Sanskrit, w. योगिनी]

Yogis oder Yoginis werden auch »Rishis« genannt, da sie über göttliche und halbgottähnliche Kräfte verfügen. Aber auch die ganz menschlichen und irdischen Anhänger und Anhängerinnen des Yoga werden als »Yogis« oder »Yoginis« bezeichnet. Yogis sitzen teils stundenlang mit gekreuzten Beinen auf dem Boden, machen gefährlich aussehende Verrenkungen und stoßen beim Atmen seltsame Laute aus. Manche Yogis stehen sogar auf dem Kopf. Erfüllung finden der Yogi und die Yogini durch tiefen Glauben, Gebet, Hingabe an Gott und bedingungslose Liebe für alle Lebewesen. Beobachten, ohne zu bewerten, und immer im Hier und Jetzt bleiben, das sind die Leitmaximen für alle, die Yoga machen.

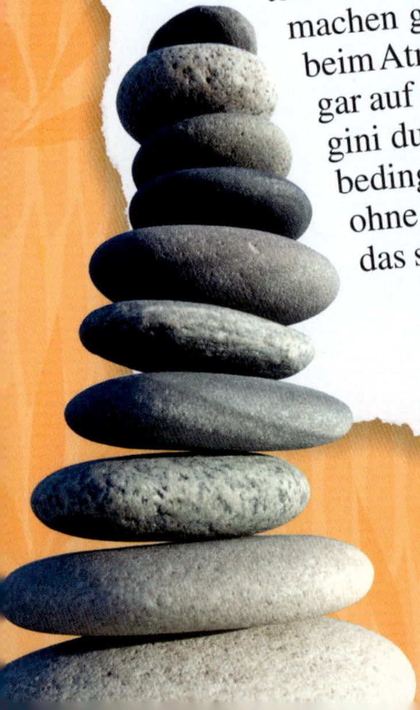

Dem Göttlichen so nah – öffne dein Herz

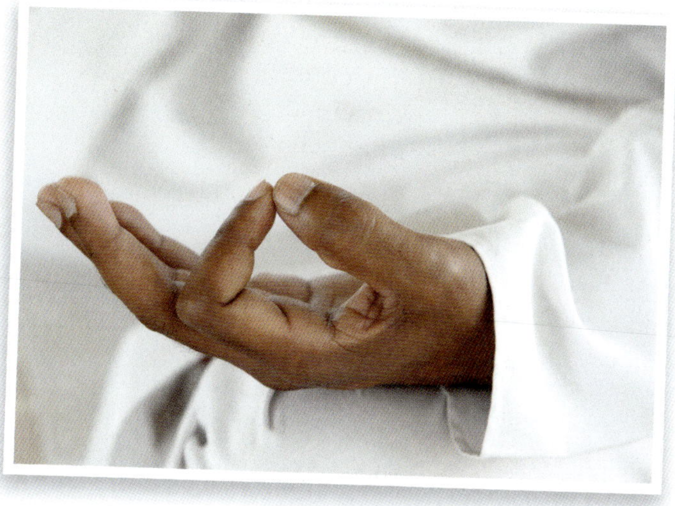

◀ *»Das wirkliche Yoga ist eine sich selbst korrigierende und ewig schöpferische Disziplin voller unendlicher Möglichkeiten«, sagt Patanjali, indischer Gelehrter, »Vater des Yoga« und der Verfasser des Yogasutra.*

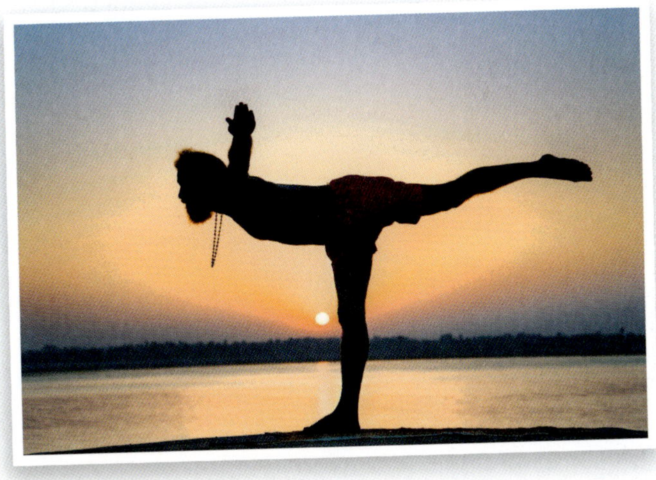

▶ *Auch manch menschliche Yogis oder Yoginis strahlen eine derart göttliche Aura aus, gehen mit verklärtem Blick durch die Welt oder haben fast schon ein halbgottähnliches Auftreten.*

Ein Weg der Selbsterkenntnis

Die Wurzeln des Yoga gehen weit zurück. Welcher passionierte Yogi weiß nicht, dass Yoga aus Indien stammt und seit 3 000 bis 4 000 Jahren als eine der ältesten philosophischen Lehren bekannt ist. Ursprünglich war Yoga eher eine geistige Disziplin, erstmals schriftlich erwähnt wurde es in den Upanishaden, dem letzten Teil der Veden, einer Textsammlung, die sich mit den existenziellen Fragen der Menschheit beschäftigte. Dort standen auch schon Atem- und Meditationsübungen beschrieben.

Die Bhagavadgita ist die bekannteste alte Yoga-Schrift und wurde – als Teil des großen indischen Nationalepos Mahabarata – um das Jahr 300 v. Chr. verfasst. Darin wird deutlich, warum man Yoga üben sollte. Es wurde als ein rein spiritueller Weg verstanden, der vor allem die Suche nach Erleuchtung durch Meditation zum Ziel hatte. Der indische Gelehrte Patanjali hat in dieser Zeit das Yogasutra aufgeschrieben, das noch heute als Standardwerk des philosophischen Yoga gilt. Den Körperstellungen wurde erst später mehr Gewicht verliehen.

Als erster Europäer kam Alexander der Große auf seinem Indienfeldzug 325 v. Chr. mit Yogis in Berührung. Wegen ihrer asketischen Leistungen und ihrer Nacktheit nannte er sie »Gymnosophen«. Auch Jahrhunderte später, während der Kolonialzeit, ließen sich viele Europäer auf ihren Indienreisen vom Yoga beeindrucken; am meisten allerdings von extremen Strömungen wie den Künsten der Fakire oder Yogis, die sich lebendig begruben.

In der Neuzeit fand Yoga über verschiedene Lehrer zuerst in Amerika Verbreitung. Heute zeigt sich das moderne Yoga in unterschiedlicher Art und Weise, aber bei allen liegt der Schwerpunkt in der Praxis: Da gibt es das körperbetonte Hatha-Yoga, Poweryoga, das sich aus dem alten Ashtanga (Vinyasa) Yoga ableitet, oder das dynamische Jivamukti Yoga.

Hätten Sie's gewusst?

Was bedeutet das Mantra »Lokah Samastha Shukino Bhavantu«?

Auflösung Seite 45

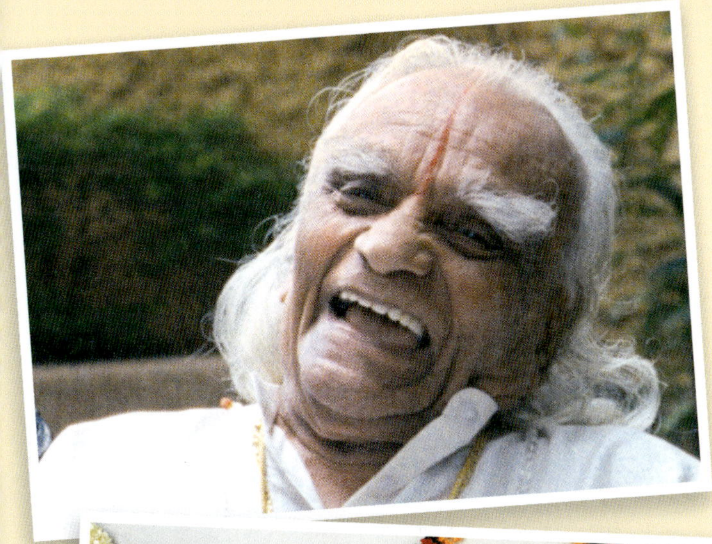

◂ »Lehre, was für den Einzelnen angemessen ist.« Das heutige Yoga beruht auf Krishnamacharya – dem die Wiederbelebung des Hatha-Yoga zugeschrieben wird – und seinen drei bedeutendsten Schülern: Iyengar (s. Abb., Iyengar-Yoga), Pattabhi Jois (Ashtanga-Yoga) und T.K.V. Desikachar (Viniyoga).

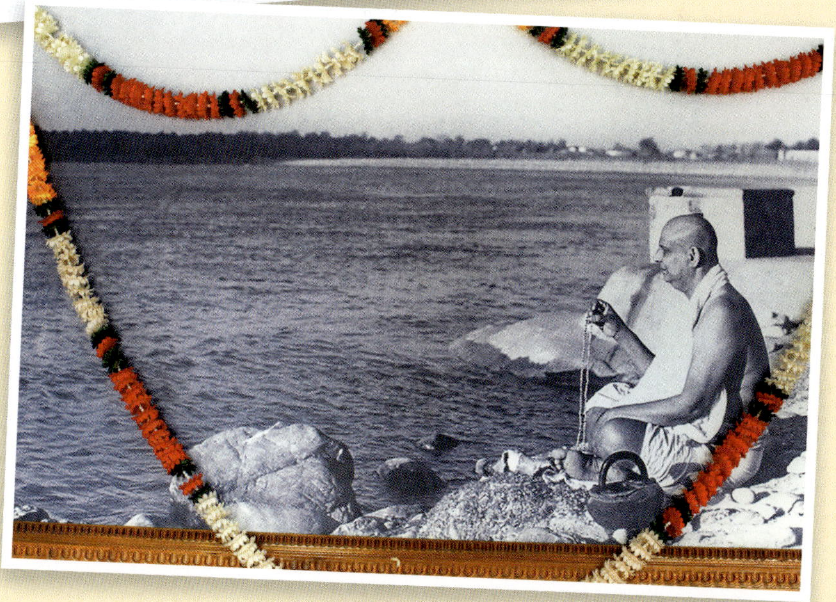

▴ Swami Sivananda, ein großer Yogi und Weiser, geb. 1887, gründete 1935 die »Divine Life Society«, die den Idealen von Wahrheit, Reinheit, Gewaltlosigkeit und Selbstverwirklichung gewidmet ist. Das Sivananda-Yoga ist ein klassischer, ganzheitlicher Weg, der alle bekannten Yogasysteme integriert.

So begann es in Deutschland

Die Spuren gehen zurück bis ins 19. Jahrhundert, als Philosophen wie Herder, Humboldt und Schopenhauer anfingen, sich für die alten indischen Schriften zu interessieren. Die Theosophen studierten die klassischen Texte und suchten Kontakt zu Yogameistern. Die Upanishaden und die Bhagavadgita wurden damals auch ins Deutsche übersetzt.
Seit den vierziger Jahren des 20. Jahrhunderts ist Yoga in Deutschland verbreitet. Die erste deutsche Yogaschule wurde 1939 in Berlin von Boris Sacharow, der in der Sivananda-Tradition lehrte, gegründet. Er nannte die Methode damals noch »Indische Körperertüchtigung«.
Auch Hitler interessierte sich für alles, was aus Indien kam. Das Hakenkreuz, die Swastika, stammt aus dem Sanskrit und bedeutet »Glücksbringer«. Hitler übernahm das nach rechts gewinkelte Kreuz als Symbol einer angeblich arischen Rasse. Als er jedoch erkannte, dass die Menschen beim Yoga durch die Beschäftigung mit dem Geist innere Freiheit erlangten, was natürlich seinen Ideen widersprach, wurde Yoga kurzerhand verboten. Der wirkliche Durchbruch kam erst nach dem Zweiten Weltkrieg. 1961 entstand in Berlin die erste deutsche Yogaschule nach dem Krieg. Am 1. Mai 1967 wurde der BDY in Berlin gegründet, ein Zusammenschluss der damals maßgeblichen deutschen YogalehrerInnen.
In den 70er Jahren gab es Yoga im Radio mit Anneliese Harf und im Fernsehen mit Kareen Zebroff. Auch in der Schweiz verbreitete sich Yoga durch die Yogaschule des Südinders Selvarajan Yesudian und durch Elisabeth Haich, deren Yogastil ebenso in Deutschland große Beachtung fand.

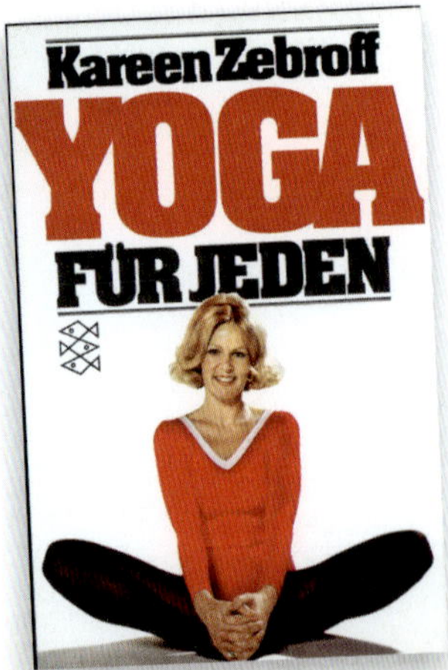

Ab den 1970er Jahren entwickelte sich Yoga zum neuen Volkssport: Vielen Yogis in Deutschland ist Kareen Zebroff heute noch ein Begriff.

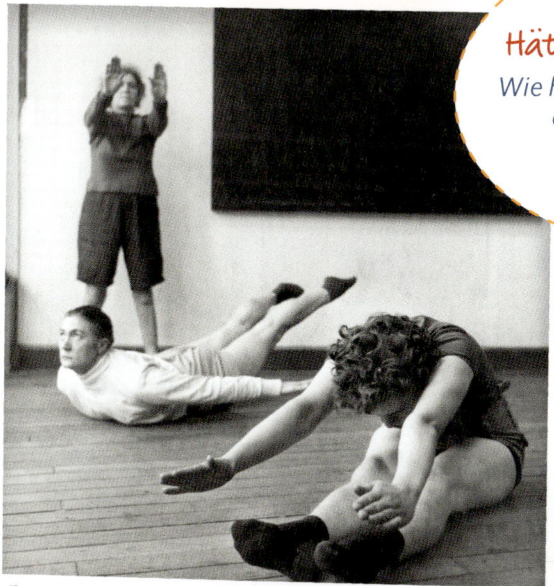

Hätten Sie's gewusst?

Wie heißt der Berufsverband der Yogalehrenden in Deutschland?

Auflösung Seite 45

◄▼ *Körperliche Fitness wurde ab den 1960er Jahren immer wichtiger. Neben klassischen Sportarten und Gymnastik erfreute sich auch das fernöstlich inspirierte Turnen immer größerer Beliebtheit.*

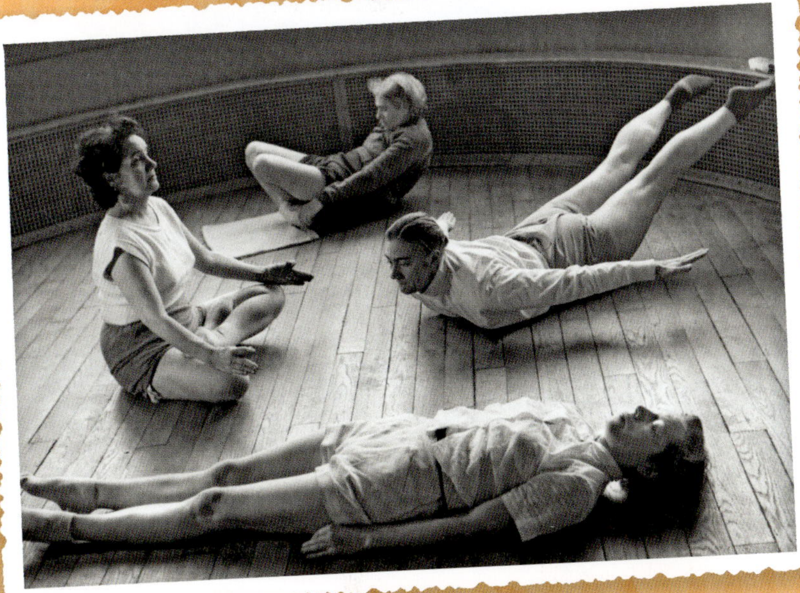

Jivamukti oder Paddleboard

Für Anfänger des Yoga ist es oft sehr schwer, sich in dem Dschungel der vielen Yoga-Richtungen zurechtzufinden. Bei uns im Westen wird meist Hatha-Yoga praktiziert, der körperliche Übungsweg. Über die verschiedenen Körpereinstellungen (Asanas), Atemübungen (Pranayamas) und Konzentrationsübungen (Meditation) kann der Körper von Blockaden und Verspannungen befreit werden, so dass die Lebensenergie wieder fließen kann. Die Bewegung der Lebensenergie ist überhaupt das Wesentliche bei allen Yoga-Übungen. Durch das Üben von Asanas und Pranayama wird mehr Prana aufgenommen und im Körper gespeichert. Im Yoga werden alle Bewegungen langsam und behutsam ausgeführt, stets begleitet von tiefer Atmung und gefolgt von Entspannung.

In der Vergangenheit fand eine ständige Weiterentwicklung der klassischen Yoga-Arten statt, und deshalb hat man heute die Wahl zwischen Luna-Yoga, Yogilates oder Bikram-Yoga – um nur einige zu nennen! Schon von Boris Sacharow stammte folgendes Zitat: »Von Tag zu Tag schießen neue Yogapilze aus dem durch üppige Fantasie übersättigten Boden der Orientalistik, und es werden neue Namen zutage gefördert wie Sattva-Yoga, Buddhi-Yoga, Purna-Yoga usw. – als ob die klassischen Yoga-Arten nicht vollauf genügt hätten.«

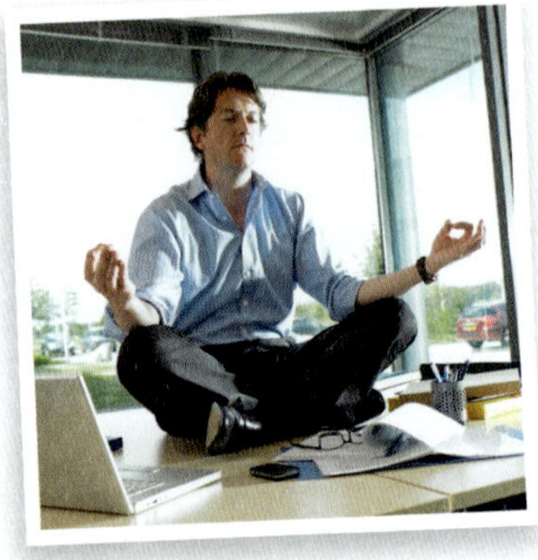

▲ *Entspannung vom Bürostress mit Business-Yoga*

Die Verbindung von Körper, Geist und Seele hält aber auch zunehmend an ganz ungewöhnlichen Orten Einzug. Warum nicht: Wer regelmäßig Yoga praktiziert, stellt schließlich nach einer gewissen Zeit fest, dass er eingefahrene Gewohnheiten immer häufiger ändert. Und von dem Zuwachs an Stärke und Energie werden auch die Kollegen im Büro auf alle Fälle profitieren!

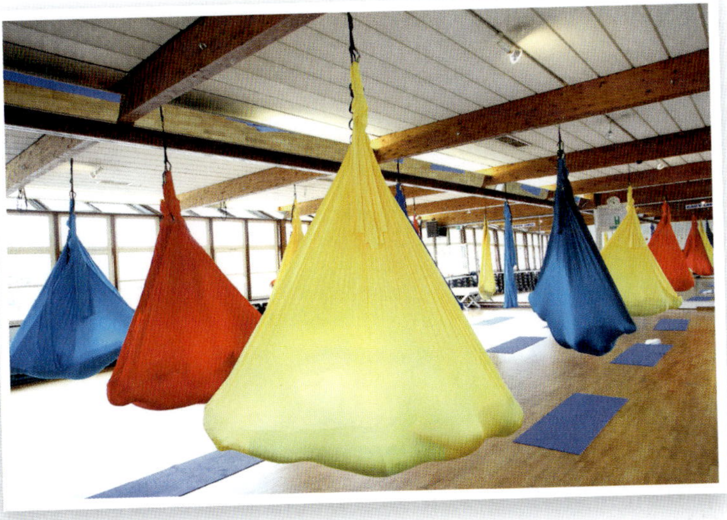

◂ *Schweben, schaukeln, hängen: Aerial Yoga macht das Leben leichter, weil man durch das Tuch, von dem man gehalten wird, besser loslassen kann. Wenn das eigene Körpergewicht nicht mehr zu spüren ist, können Dehnungen noch intensiver ausgeführt werden.*

▾ *Bei Paddleboard Yoga werden die verschiedenen Asanas (Yogastellungen) und Pranayamas (Atemtechniken) stehend, liegend oder sitzend auf dem Stand-up Paddling-Board durchgeführt. Für viele Yogis ist das eine völlig neue Erfahrung und Herausforderung.*

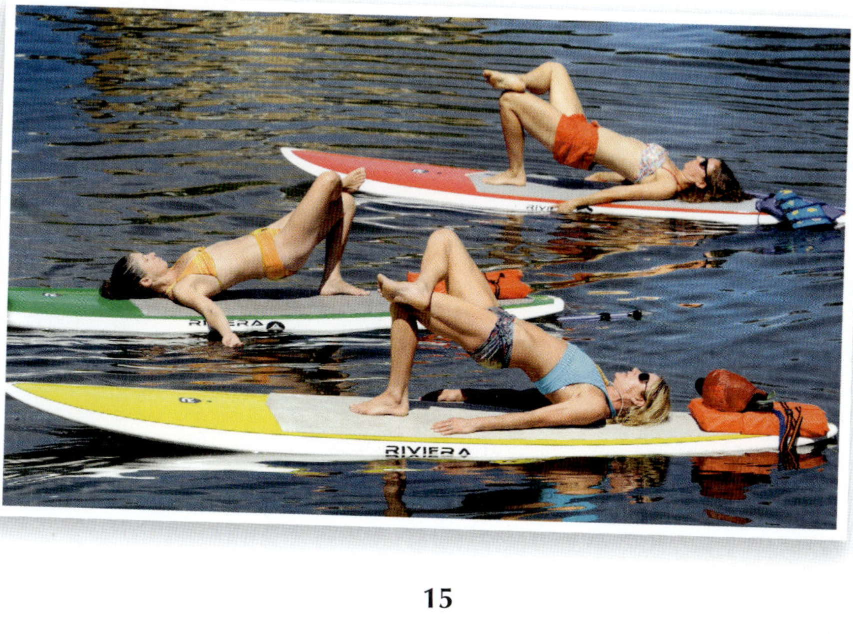

Wer Yoga macht, hat mehr vom Leben

Ein Yogi ist besonders, so viel steht fest! Den meisten von ihnen ist ein sehr langes Leben geschenkt, schließlich haben es die alten Yogis in Indien immer schon

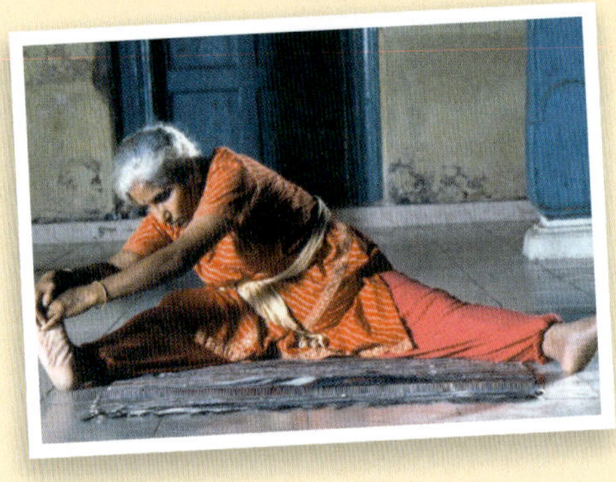

▲ *Das Schöne am Yoga ist, dass es dafür keine Altersgrenzen gibt. Man kann Yoga von 0 bis 100 Jahre und darüber hinaus üben.*

vorgemacht: Sie kennen das Geheimnis der ewigen Jugend, manche sind sogar unsterblich, heißt es. Die älteste Yogalehrerin der Welt ist übrigens laut Guinnessbuch 94 Jahre alt (wenn man von B. K. S Iyengar absieht, der auch mit 95 Jahren immer noch unterrichtet). Trotz künstlicher Hüfte übt Tao Porchon-Lynch in New York noch den Lotossitz, obwohl die Ärzte ihr nach der OP Unbeweglichkeit prophezeiten. Selbst Menschen in sehr hohem Alter können noch Yoga üben: Shavasana, die Totenstellung, oder Pranayama, den Atem lenken, das geht immer. Von Krishnamacharya und Indra Devi sagt man, dass sie noch als Hundertjährige mehr als eine halbe Stunde auf dem Kopf stehen konnten. Also, nehmen wir uns ein Beispiel!

▼ *Im Mutterleib geht es schon los. Da üben die Babys bereits die Embryohaltung, schlagen Purzelbäume oder verrenken sich im Drehsitz. Im Kindesalter geht es dann weiter – Kinder lieben Yoga geradezu.*

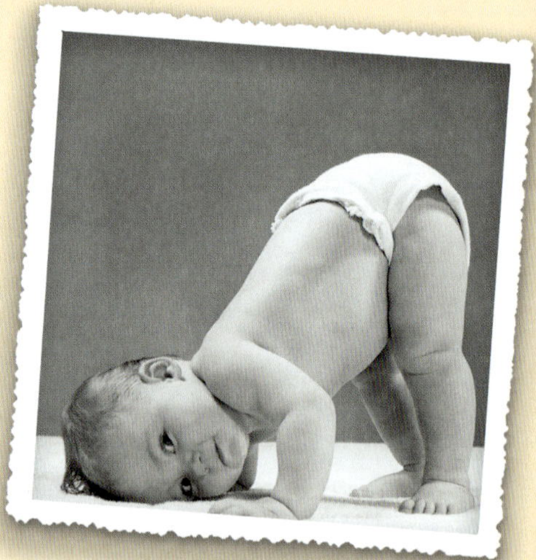

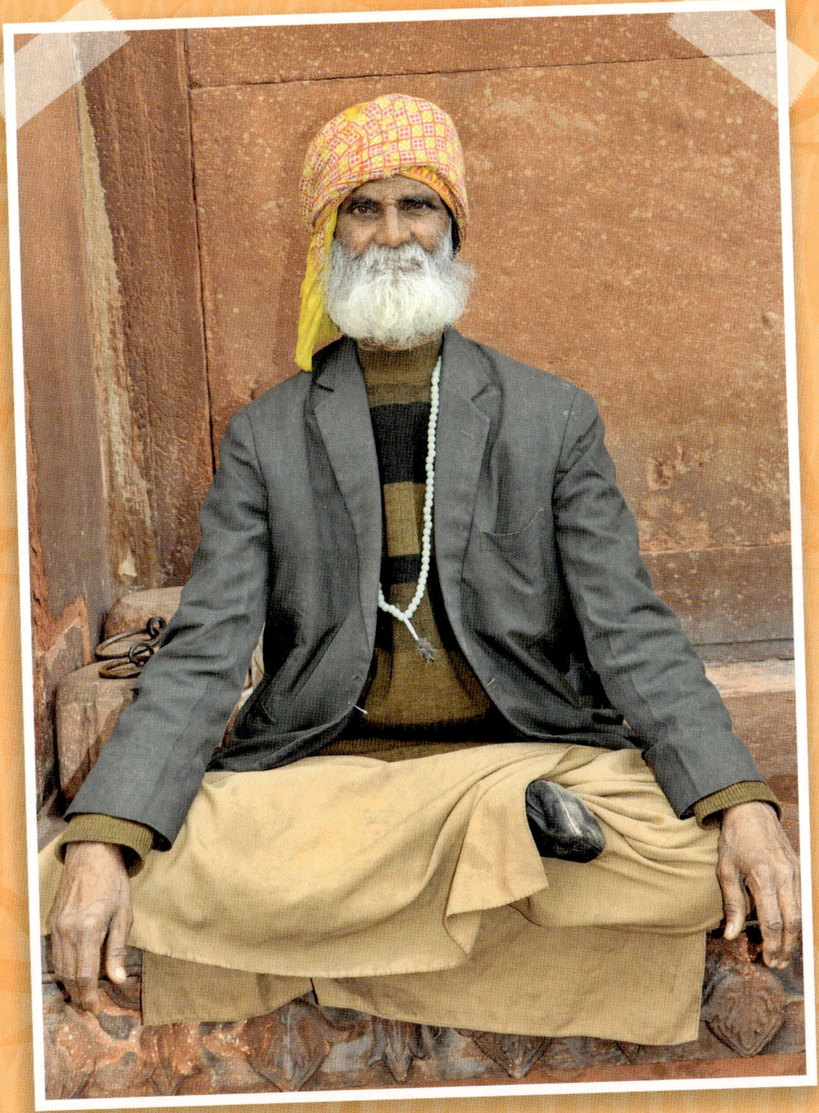

▲ *Yogis erkennt man an ihrem asketischen, eher ausgemergelten Körper. Yoga hat sozusagen Suchteffekt. Wer einmal damit angefangen hat, mag es nicht mehr lassen. Das erklärt auch, warum es so viele greise Yogis und Yoginis gibt.*

Was der Seele guttut

Yoga basiert auf den Yogasutras von Patanjali, mit die wichtigsten Grundlagentexte des klassischen Yoga. Er beschreibt darin, dass alles Handeln durch den Zustand des Geistes bestimmt wird. Der 8-stufige Weg des Yoga nach Patanjali:

Yama

»Yama« bedeutet so viel wie Zurückhaltung, Einschränkung, Enthaltung. Dabei geht es um die Selbstbeherrschung im Umgang mit anderen Menschen und der Umwelt.

Niyama

»Niyama« heißt Selbstdisziplin. Damit sind die Ideale gemeint, um die ein Yogi/eine Yogini sich auf dem Yogaweg bemühen soll, um sein/ihr Ziel zu erreichen.

Asana

»Asana« bedeutet Haltung oder fester, stabiler Sitz. Ein Zur-Ruhe-Kommen des Körpers, des Geistes und der Emotionen soll durch eine Körperhaltung, die über einen längeren Zeitraum gehalten wird, erreicht werden. Daraus entstanden im Laufe der Zeit immer mehr Körperübungen, die Yogastellungen.

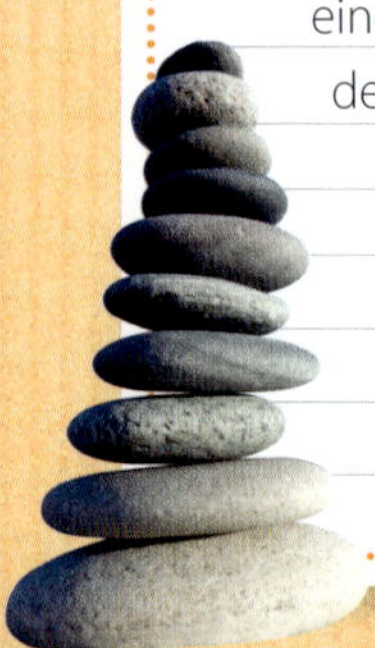

Pranayama

Mit »Pranayama« ist das Anhalten und Kontrollieren des Atems gemeint. Es geht dabei darum, sich des Atems bewusst zu werden und den Atem geschehen zu lassen, ohne ihn zu behindern.

Pratyahara

»Pratyahara« ist das Zurückziehen oder Disziplinieren der Sinne (Sehen, Hören, Riechen, Schmecken, Fühlen). Damit soll erreicht werden, dass der Geist zur Ruhe kommt, denn das ist die Voraussetzung für tiefe Konzentration und Meditation.

Dharana

»Dharana« bedeutet Konzentration oder Kontemplation, die innere Betrachtung. Sie wird erreicht, indem die Aufmerksamkeit auf einen bestimmten Punkt oder ein Objekt gerichtet wird, z. B. den Atem, ein Mantra oder ein Bild.

Dhyana

»Dhyana« ist der Weg von der Peripherie ins Zentrum. Hier werden die höheren Bewusstseinszustände der Meditation und Zeitlosigkeit erlebt. Der Mensch findet in der Meditation zu sich selbst, zu seiner eigenen Mitte.

Samadhi

»Samadhi« bedeutet das Erleben der Einheit, der Einswerdung mit dem Gegenstand der Meditation. Es ist der höchste Bewusstseinszustand, den ein Mensch erreichen kann, die Erleuchtung. Der Mensch, der völlig zur Ruhe gekommen ist, erkennt das unveränderliche, wahre Selbst.

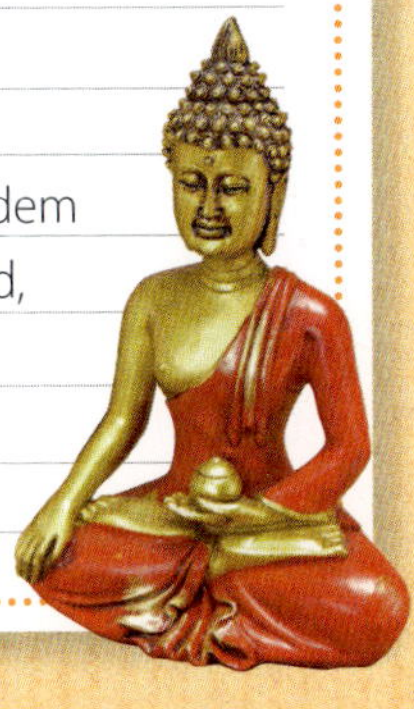

Ein gesunder Start in den Tag

Das klassische Warming-up im Yoga ist der Sonnengruß oder das Sonnengebet (Surya Namaskara). Dabei wird der ganze Körper gelockert und gedehnt und auf die Asanas, die Yogaübungen, vorbereitet. Der Sonnengruß ist eine anmutige Abfolge von 12 Yogapositionen, die als aufeinander folgende, fließende Bewegung geübt werden. Jede Bewegung gleicht die vorhergehende aus und dehnt und streckt den Körper in die entgegengesetzte Richtung.

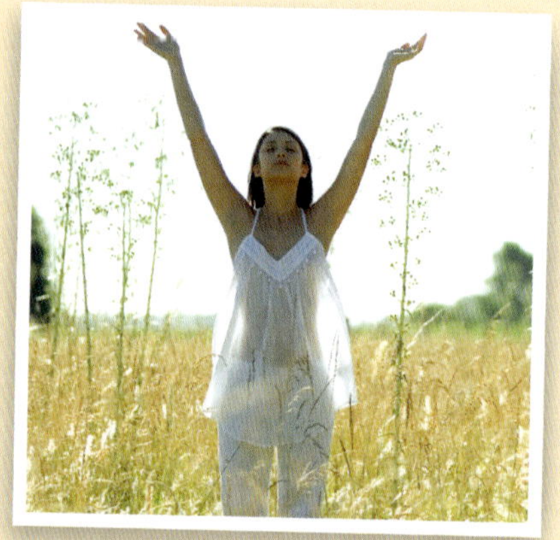

▲ *Gerade für Anfänger ist der Sonnengruß ein wunderbarer Bewegungsablauf, der sich in kurzer Zeit erlernen lässt und sich als einfache Übungspraxis für zu Hause anbietet.*

Es gibt viele verschiedene Varianten des Sonnengrußes. Ganz wichtig ist bei allen die Koordination des Atems. Während in einer Position eingeatmet wird, folgt in der nächsten Position die Ausatmung. Jede Bewegung wird mit dem Atem in Einklang gebracht.

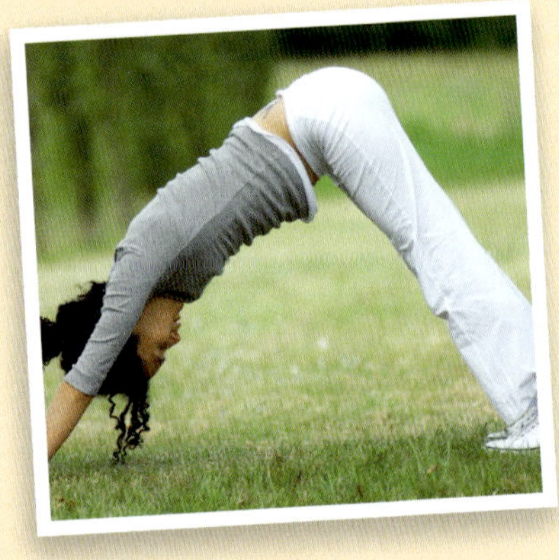

▲ *»Der nach unten schauende Hund« ist eines der beliebtesten Asanas.*

Durch ein paar Sonnengrüße am Morgen wird der Körper mobilisiert und gekräftigt. Die Atmung und der Kreislauf und sogar die Verdauung werden angeregt. Wer außer der körperlichen Fitness auch den inneren Weg gehen möchte, wendet sich im Sonnengruß dem Licht und dem Wunder des Lebens zu.

Sonnengruß - Reihenfolge

1. Tadasana-Samasthiti
Stehen Sie aufrecht in der Berghaltung. Falten Sie die Hände.

2. Tadasana-Urdhva-Hastasana
Atmen Sie ein und führen Sie die Arme über den Kopf nach oben.

3. Uttanasana
Atmen Sie aus und beugen Sie den Oberkörper nach vorne.

4. Chaturanga-Dandasana A
Atmen Sie ein und strecken Sie das linke Bein weit nach hinten.

5. Chaturanga-Dandasana B
Halten Sie den Atem an und strecken Sie auch das rechte Bein nach hinten.

6. Urdhva-Mukha-Savasana
Legen Sie ausatmend die Knie ab und schieben Sie den Oberkörper nach vorne durch.

7. Bhujangasana
Atmen Sie ein, bringen Sie die Hüfte zum Boden und beugen Sie den Oberkörper nach hinten.

8. Adho-Mukha-Svanasana
Atmen Sie aus und kommen Sie in die Haltung des herabschauenden Hundes.

9. Uttanasana A
Atmen Sie ein und bringen Sie das rechte Bein nach vorne zwischen die Hände.

10. Uttanasana B
Bringen Sie ausatmend das andere Bein nach vorne. Beugen Sie den Oberkörper aus der Hüfte heraus nach vorne.

11. Tadasana-Urdhva-Hastasana
Atmen Sie ein und bringen Sie die Arme weit über den Kopf nach oben.

12. Tadasana-Samasthiti
Stehen Sie aufrecht in der Berghaltung. Falten Sie die Hände.

Der Erleuchtung so nah

Wer Yoga praktiziert, sollte wenigstens einmal im Leben zu seinen Ursprüngen nach Indien reisen. Eigentlich ist ganz Indien eine Kultstätte – aber für Yogis von besonderem Interesse sind natürlich die Yoga-Ashrams in Südindien oder Pondicherry, der Stadt der Morgenröte, eine der größten spirituellen Gemeinschaften der Welt im Geiste Sri Aurobindos.

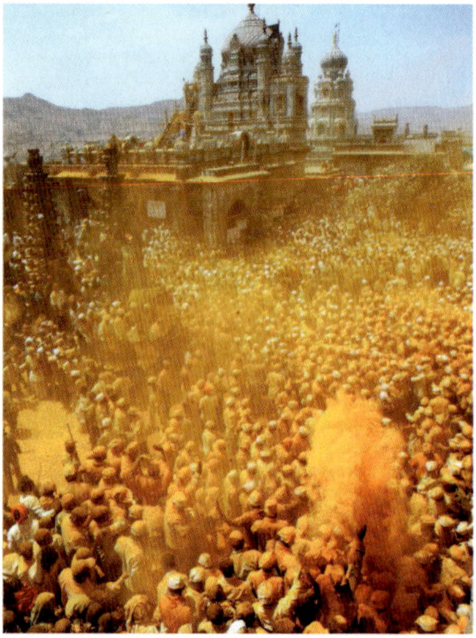

▼ Filmfans lieben es, an Drehplätze zu pilgern. Ein absolutes Muss ist hier der Palast von Mysore, wo Originalaufnahmen für den Film »Der atmende Gott« gedreht wurden. Und nicht nur deshalb ist der Palast von Mysore sehenswert: In den 1930er Jahren wurde Krishnamacharya nämlich gebeten, dort, in den Räumen des Palasts des Maharadschas von Mysore, eine Yogaschule zu eröffnen.

▲ In Pune, oder Poona, dem einstigen Kultplatz der Osho-Gemeinschaft, lebt und lehrt heute immer noch mit 95 Jahren einer der letzten lebenden Yoga-Großmeister, B. K. S. Iyengar. Wer nach Nordindien reist, sollte die heilige Stadt Varanasi gesehen haben und den Berg Kailash, den Berg, auf dem die Götter wohnen.

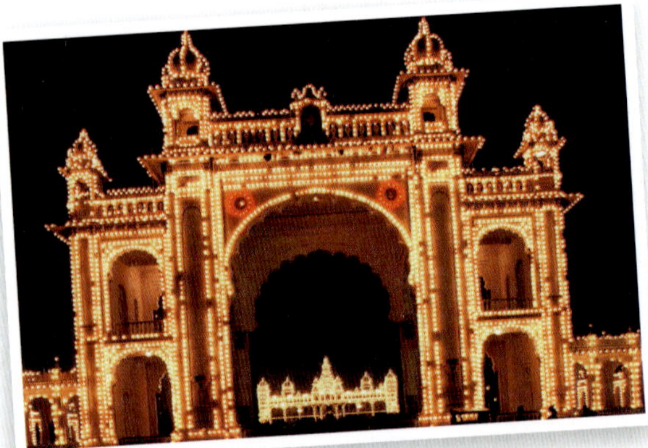

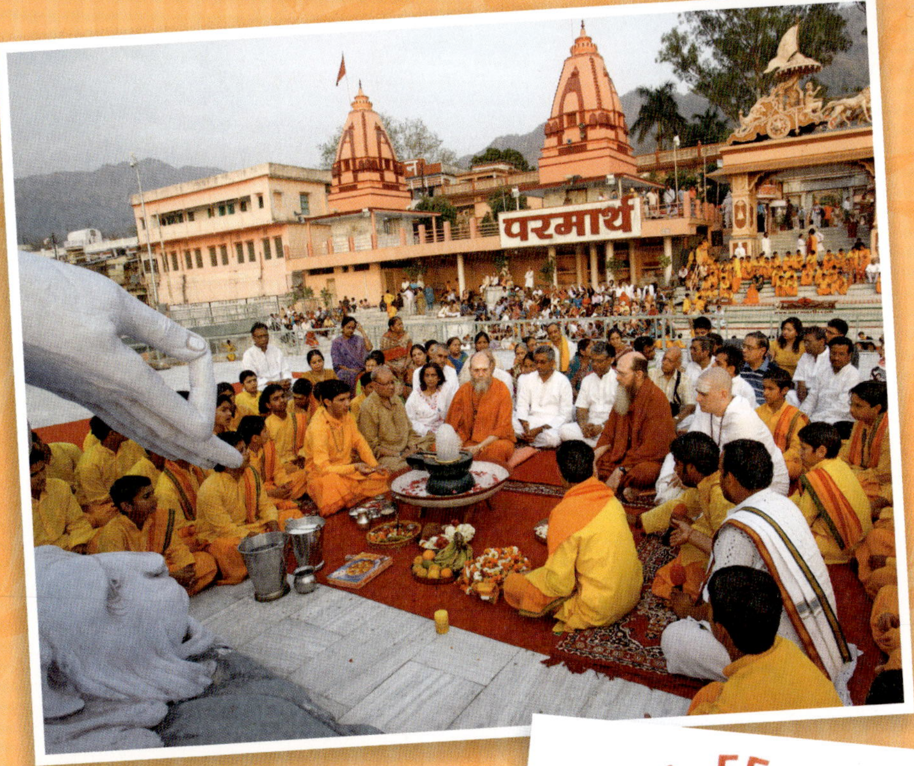

▲ *Das absolute Mekka für Yoga-Fans ist Rishikesh in Nordindien. Ein Yogastu-dio reiht sich dort an das andere, und die Wahl fällt schwer, wo man sich zuerst hinwenden soll. Die bekannte Übungsabfolge der Asanas im Sivananda-Yoga ist sogar danach benannt: die Rishikesh-Reihe.*

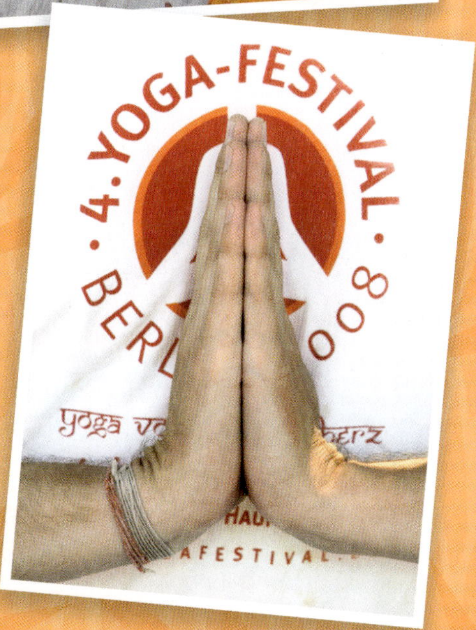

▸ *Um hierzulande mal so richtig in die Yogawelten einzutauchen, tut's vielleicht auch eines der großen Yoga-Festivals in Deutschland bzw. Europa, z. B. das jährliche Yogafestival in Berlin, die Yoga-Expo in München oder Stuttgart, die Yogafair in Hamburg, die Didacta in Köln, Hannover, Stuttgart, Basel oder Lausanne.*

Bücher für die Seele

So groß wie das Feld der unterschiedlichen Yoga-Arten ist auch die Auswahl an Literatur dazu. Angefangen von den heiligen Yoga-Schriften wie der Bahgavadgita über die Yogasutras von Patanjali und die klassischen Yogabücher von Iyengar und Desikachar bis zu den Werken von Anna Trökes und Anna Elisabeth Röcker reicht das vielfältige Spektrum. Es ist gar nicht so leicht, sich hier zurechtzufinden: Möchte man mehr über die spirituellen Grundlagen erfahren, praxisbezogene Informationen erhalten oder sich manchmal auch nur von wunderschönen, meditativen Bildern anregen lassen – Yoga-Lehrende und länger Geübte geben ihre Tipps gerne weiter. Besonders zu empfehlen ist der Band »Die Kunst der Aufmerksamkeit« von Elena Brower und Erica Jago, der in sehr stimmungsvollen Aufnahmen Natur und Yoga-Bewegung in Einklang bringt. Schon beim bloßen Betrachten stellen sich Ruhe und Gelassenheit ein.

Wer sich seiner Leidenschaft am liebsten auf locker-leichte Art nähert, sollte sich die Bücher von Klaus Puth besorgen. Da gibt es Yoga für Katzen, für Affen, Bären, Biber, Yoga für Männer, Yoga fürs Büro und in allen Variationen Yoga für Kühe. Kühe sind ja bekanntlich heilig in Indien. Von ihnen zu lernen ist da allemal der erste Schritt zur Erleuchtung. Übungen wie »Die große Milchrolle«, »Der kleine Misthaufen«, »Die kleine Butterkugel«, »Das Euter betrachten« oder »Den Bauern grüßen« sind nicht nur für Kühe, sondern auch für Menschen einfach auszuführen.

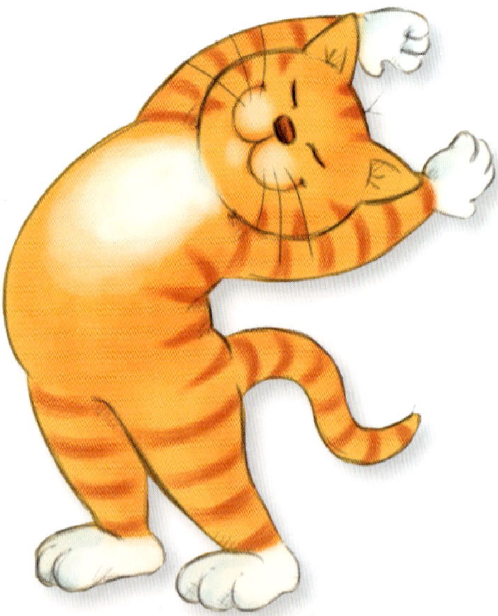

► *Für Katzenliebhaber und Freunde fernöstlicher Gelassenheit: Die Yoga-Übungen in den Büchern der tiefenentspannten »Oommh-Katze« sorgen für mehr Erleuchtung im Alltag.*

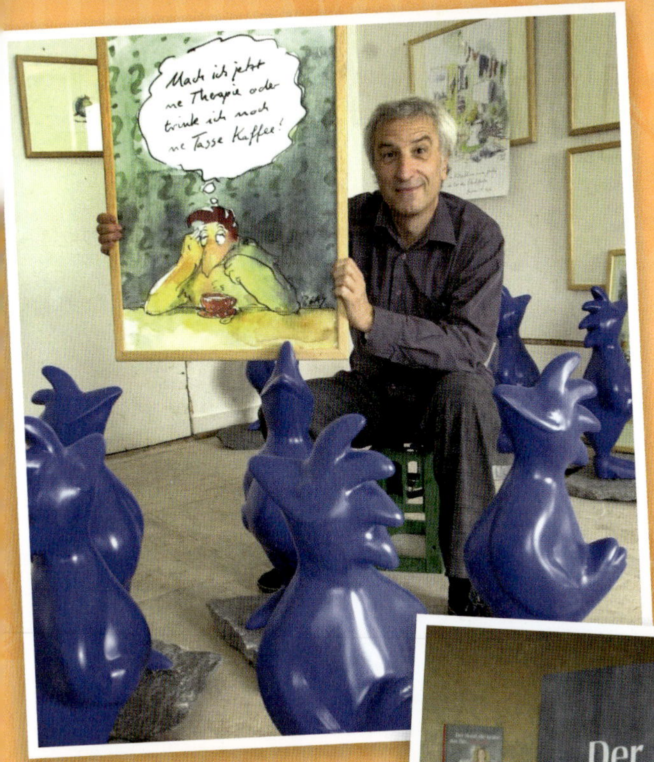

◂ *Sehr amüsant sind die »Yoga-Hühner« von Peter Gaymann, dem bekannten Cartoonisten. Da mühen sich Hühner mit Verrenkungen und tauschen ihre Erfahrungen mit Yoga aus.*

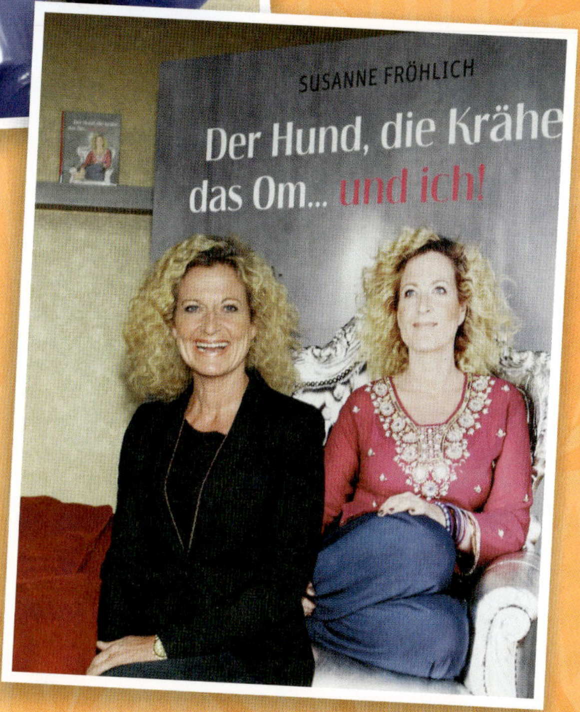

▸ *Zweifler und etwas Moppelige werden nach der Lektüre des witzigen und selbstironischen Yoga-Tagebuchs »Der Hund, die Krähe, das Om... und ich!« von Susanne Fröhlich bestimmt Lust bekommen, auch mal die Matte auszurollen und zu »yogaen«.*

Atempausen auf der Leinwand

Neben unzähligen DVDs und weniger bekannten Dokumentarfilmen gibt es einige Streifen, die den Weg in die Kinos geschafft haben. »Yogawomen« zeigt die Leidenschaft und das Engagement von Frauen für Yoga. Für den Film wurden Interviews mit rund 60 Lehrerinnen und Expertinnen geführt. Er bringt den Zuschauern die Stärke und Inspiration nahe, die Yoga in einem selbst und für andere

▼ Der Dokumentarfilm »Hippie Masala – Für immer in Indien« zeigt das bewegende Porträt von Menschen, die auf der Flucht vor der westlichen Zivilisation in Indien ein neues Zuhause finden.

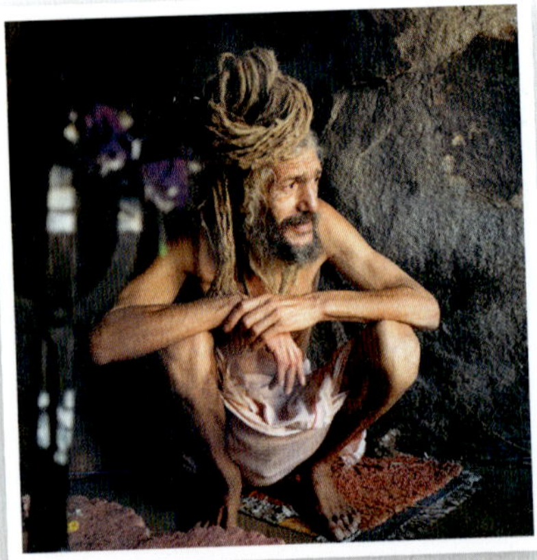

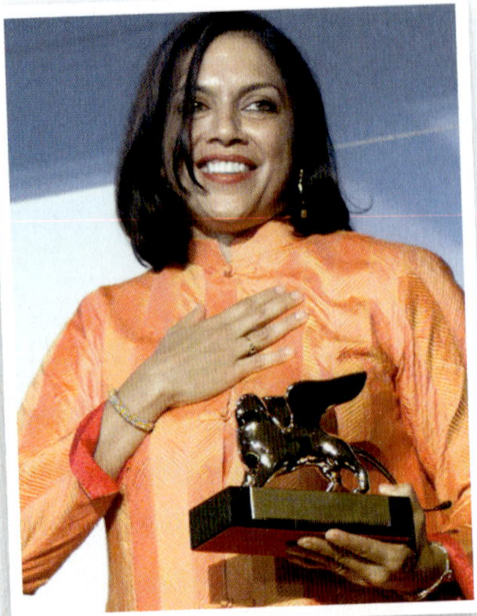

▲ Wer einen möglichst authentischen Eindruck von Indien bekommen möchte, sollte »Best Exotic Marigold Hotel« nicht versäumen oder sich »Monsoon Wedding« von Mira Nair angucken. Mira Nair erhielt für diesen Film den Goldenen Löwen.

weckt. Gleiches führt auch der Kinohit »Eat, Pray, Love« vor, in dem Julia Roberts eine Frau auf der Suche nach der Quelle des Glücks spielt. Wunderschöne Bilder und traumhafte Musik inklusive!

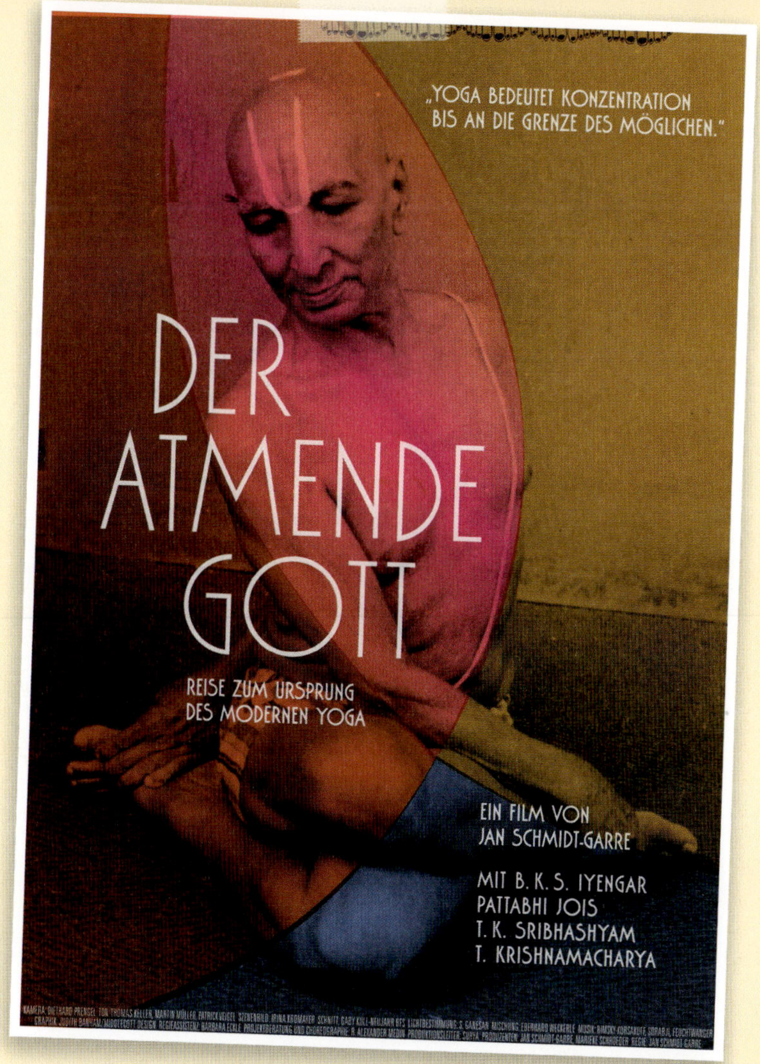

▲ *Der Dokumentarfilm »Der atmende Gott – Eine Reise zum Ursprung des modernen Yoga« von Jan Schmidt-Garre zeigt eindrucksvolle Bilder aus Indien, absolute Körperbeherrschung und perfekte Ausführung von Asanas. Kernstück des Films sind Archivaufnahmen aus Krishnamacharyas legendärer Yogaschule im Maharadscha-Palast von Mysore. Seine beiden ältesten Yogaschüler kommen dabei zu Wort: der während der Dreharbeiten im Alter von 94 Jahren verstorbene Pattabhi Jois und die Yoga-Legende B. K. S. Iyengar.*

Gedanken zum Innehalten

Wahre Meisterschaft wird dadurch erlangt,
den Dingen freien Lauf zu lassen.

Laotse

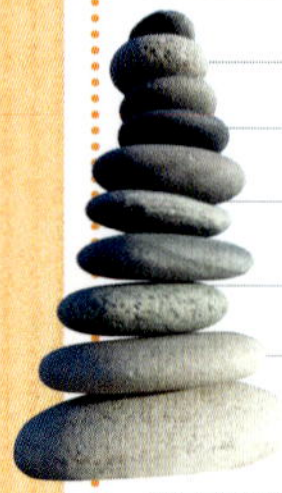

Lerne zu beobachten, ohne zu bewerten.

Aus dem Yoga-Unterricht

Yoga lehrt uns, das zu heilen,
was nicht ausgehalten werden muss,
und das auszuhalten, was nicht
geheilt werden kann.

B. K. S. Iyengar

Laufe nicht der Vergangenheit nach
und verliere dich nicht in der Zukunft.
Die Vergangenheit ist nicht mehr.
Die Zukunft ist noch nicht gekommen.
Das Leben ist hier und jetzt.

Buddha

Übe die Regungslosigkeit,
beschäftige dich mit Untätigkeit,
finde im Verzicht Genuss,
und du siehst das Große im Kleinen,
das Viele im Wenigen.

Aus China

Yoga ist zu 99 % Praxis und 1 % Theorie.

Pattabhi Jois

Prüfe die Neigungen,
die von deinen Gedanken ausgehen,
und führe sie nach innen.

Swami Sivananda

Du kannst dein Leben nicht verlängern,
und du kannst es auch
nicht verbreitern,
aber du kannst es vertiefen.

Khalil Gibran

Je mehr du deinen Körper belebst,
desto bewusster wirst du in deinem Selbst.

Selvarajan Yesudian

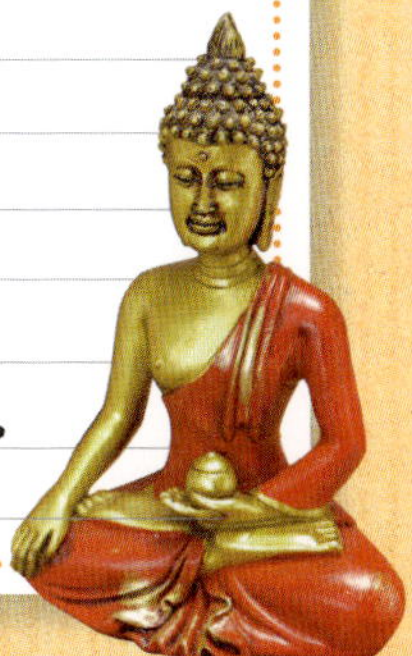

Ooooooommmmm - tut das gut

In vielen Yogaklassen werden Mantras gesungen. Ein Mantra ist ein Ton, eine Energieform aus Schwingungen oder Wellenlängen, die es schon immer im Universum gegeben hat. Durch das ständige Wiederholen von Mantras wird der Geist gesammelt und ein Zustand der Meditation erreicht.

Das ursprüngliche Mantra, die Wurzel aller Töne, Buchstaben und Sprachen ist das OM. Um es erklingen zu lassen, wird tief im Körper ein O erzeugt, das dann in ein M übergeht. Die Resonanz des Tons erfasst den Kopf und den ganzen Körper und entspannt damit jede Zelle des Körpers. Das OM sollte sehr langsam gesungen werden, damit die Rezitation zur inneren Ruhe führen kann. Chakren, das sind die Energiezentren des Menschen, werden angeregt. Es ist ein angenehmes Pulsieren in Bauch, Brust, Kehle, Wirbelsäule, Stirn und Scheitel. Am besten nimmt man dazu eine Meditationshaltung wie Muktasana ein: Sie sitzen auf einer Matte auf dem Boden. Winkeln Sie das rechte Bein an. Ziehen Sie die Ferse so nah wie möglich an den Körper heran. Winkeln Sie das andere Bein an und legen Sie es davor. Kippen Sie das Becken etwas nach vorne und richten Sie die Wirbelsäule auf.

▸ *»OM , dies ewige Wort ist alles, was war, was ist und was sein wird.« Upanishaden.*
OM stammt von »Aum« ab, wie es auch im Symbol für Om zu erkennen sind: Was wie eine 3 aussieht, ist das A. Die schlangenförmige Linie rechts unten ist das U. Der Halbmond rechts oben ist das M. Und der Punkt dahinter wird als »Bindu« bezeichnet. Dieser steht für das Unendliche, das Ewige, die Stille, die Transzendenz.

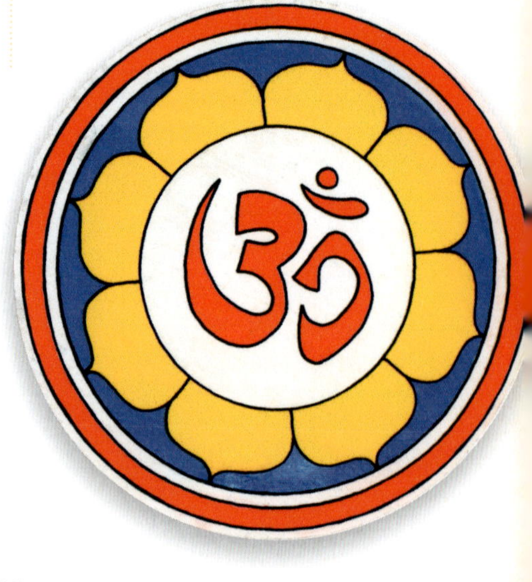

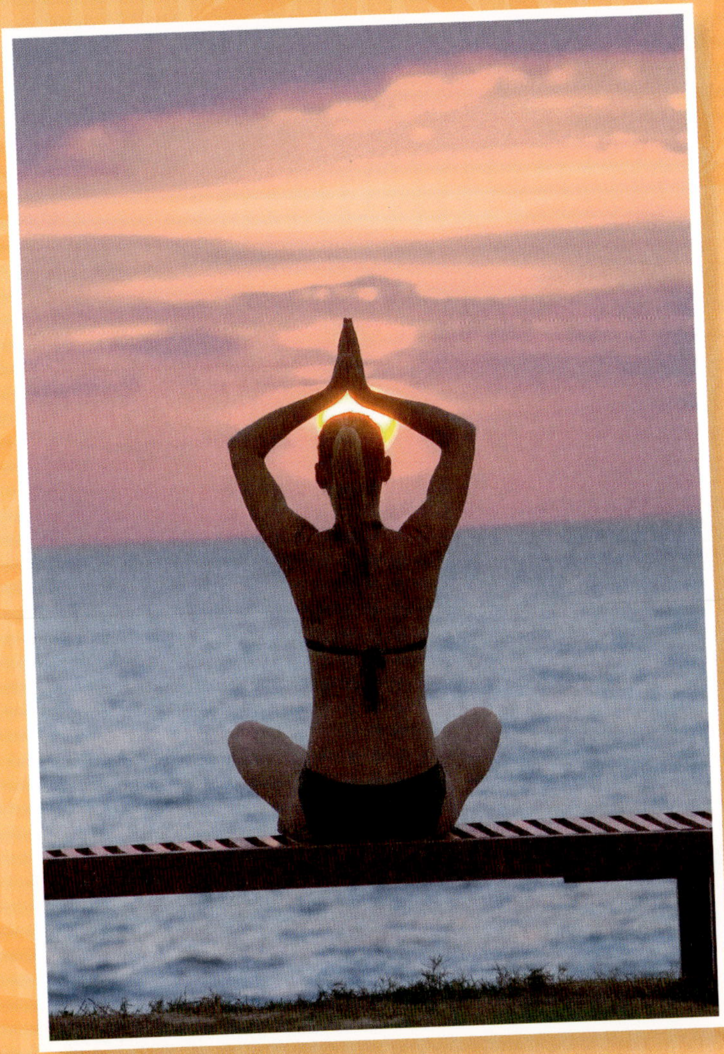

▲ *Die ursprüngliche Haltung im Yoga war der Lotossitz. Damit sollte der Körper beherrscht und nicht mehr wahrgenommen werden, um sich völlig auf den Geist zu konzentrieren. Die Asanas, die Yoga-Stellungen, sind eine Weiterentwicklung dessen: Sie wirken auf die verschiedenen Körpersysteme. Durch regelmäßige Yoga-Übungen werden alle Muskeln trainiert, Spannungen gelöst, der Blutkreislauf und die Herztätigkeit reguliert, das Nervensystem wird beruhigt und das Immunsystem gestärkt.*

Auf Katzenpfoten ins Nirwana

Viele Asanas sind nach Tieren benannt oder tragen Namen von Erscheinungsformen der Natur, wie zum Beispiel »der Fisch«, »die Schildkröte«, »das Kamel«, »der Adler«, »der Baum« oder »der Berg«. Die Namen der Yoga-Übungen deuten damit nicht nur ein bestimmtes Bild oder Symbol an, sondern sie geben auch eine Haltung des Geistes vor. So wird im »Fisch« die körperliche und energetische Wirkung durch die stromlinienförmige Haltung erzeugt, die äußerlich Bezug zum Element Wasser nimmt. Von diesem Asana geht daher eine beruhigende und kühlende Kraft aus. »Der Fisch« ist eine hervorragende Übung, um nach einem anstrengenden Arbeitstag am Bildschirm wieder den Energiefluss anzuregen und die eigene innere Stille zu spüren. Matsyasana, so der Sanskrit-Name, hilft, das Herz zu öffnen und emotionale Spannungen zu lösen, die oft im Sonnengeflecht und Herz liegen. »Der Fisch« gibt ein Gefühl der Freiheit, der Offenheit und der Freude.

Vielleicht sind viele Stellungen einfach den Bewegungen der Tiere abgeschaut. Beim »Hund«, bei der »Katze« oder der »Kobra« ist das noch irgendwie nachvollziehbar, schwieriger wird es da schon beim »Kuhgesicht«. Wie auch immer, von Tieren können wir viel lernen, denken wir nur an die geschmeidigen Bewegungen der Katze. Eine Katze springt nicht einfach so auf, sie dehnt und streckt sich erst einmal ganz genüsslich. Und wenn Sie sich in der Yogastellung »der Hund« so richtig dehnen und strecken, spüren auch Sie anschließend die wohltuende Wirkung. Was gut ist für Tiere, ist auch gut für den Menschen und umgekehrt. Und nicht zu vergessen: Igelyoga – einrollen, tief durchatmen und Stacheln raus!

▼ *Die Schauspielerin Olivia de Havilland übt »das Kuhgesicht«.*

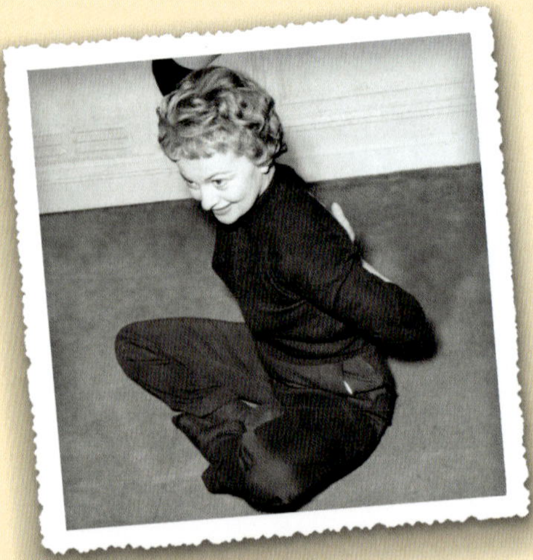

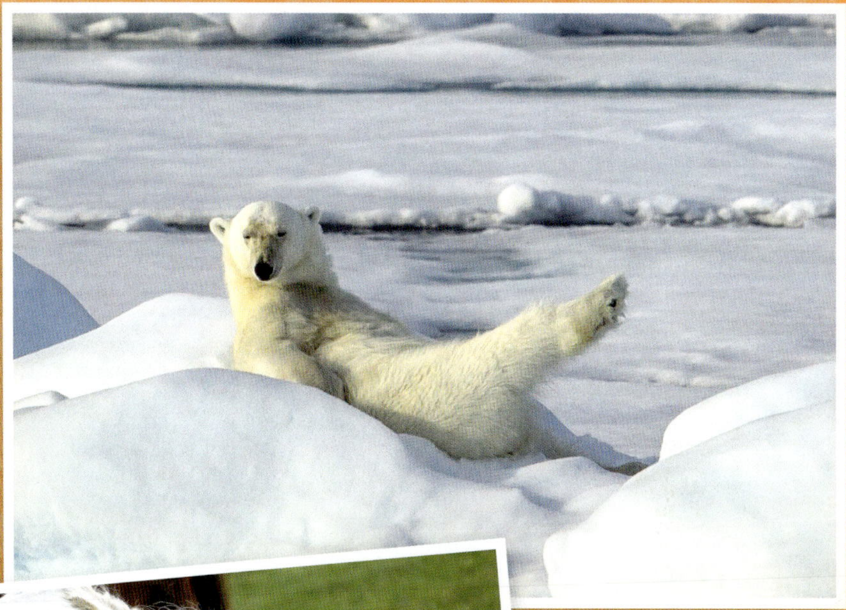

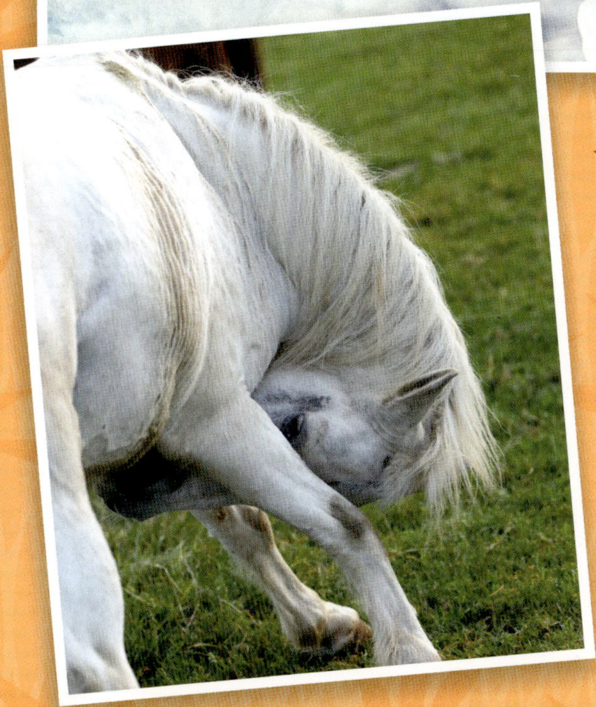

◂▾ *Der Verdacht liegt nahe, dass die frühen indischen Philosophen das Tierreich eingehend studiert haben müssen. Vielleicht, weil sich Tiere ihren natürlichen Bewegungsablauf instinktiv durch alle Zeiten bewahrt haben.*

Von Ringo Starr bis Lady Gaga

»Yellow Submarine«, »Let it be«, »Good Day Sunshine«, wären all diese Kultsongs je entstanden, wenn die Beatles nicht bekennende Yogis gewesen wären? Ihr

▼ *Muhammed Ali lernt bei Yogi Gurbuz*

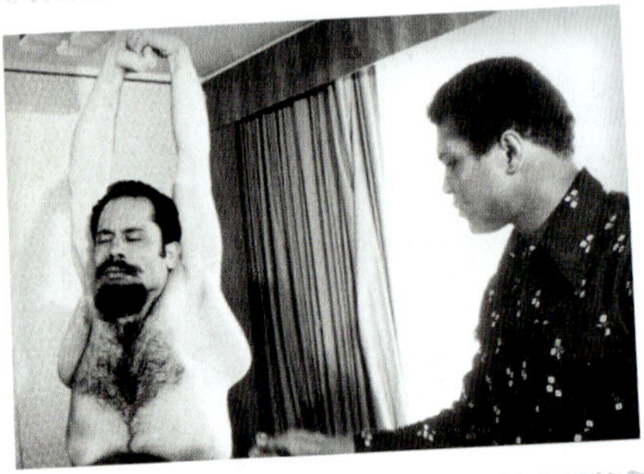

Guru Maharishi Mahesh Yogi führte die Beatles in die Transzendentale Meditation ein. Mit »Lady Madonna« bewiesen die Beatles damals schon echte hellseherische Fähigkeiten, indem sie eine der bedeutenden Yoga-Größen wie Madonna voraussahen.

Ja, Madonna, Barbara Becker, Julia Roberts, Cameron Diaz, Gwyneth Paltrow, Meg Ryan, Lady Gaga, Sting, Ursula Karven, Sissi Perlinger, Maria Furtwängler, um nur einige zu nennen, sie alle praktizieren Yoga. Die Sängerin und Schauspielerin Bibi Johns sieht mit heute 84 Jahren mindestens 20 Jahre jünger aus, denn auch sie hält sich mit Yoga fit. Gertraud Gruber, die Gründerin der ersten Schönheitsfarm in Europa, unterrichtet mit 92 Jahren immer noch Yoga am Tegernsee.

Und ob es stimmt, dass Muhammed Ali all die Boxkämpfe nur deshalb gewann,

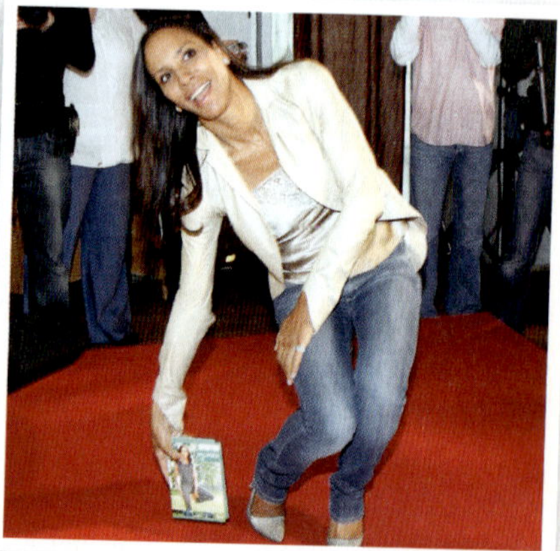

▲ *Fast eine halbe Million verkaufte Pilates- und Yoga-DVDs: Barbara Becker ist Deutschlands First Fitness Lady!*

weil er heimlich Yoga übte? Und Prince Charles? Ihm würde man es ja eher zutrauen, dass er morgens im Palast die Yogamatte ausrollt und den Tag mit Yoga beginnt.

Hätten Sie's gewusst?

Welche königliche Hoheit lässt wöchentlich einen Yogalehrer in den Palast kommen?

Auflösung Seite 45

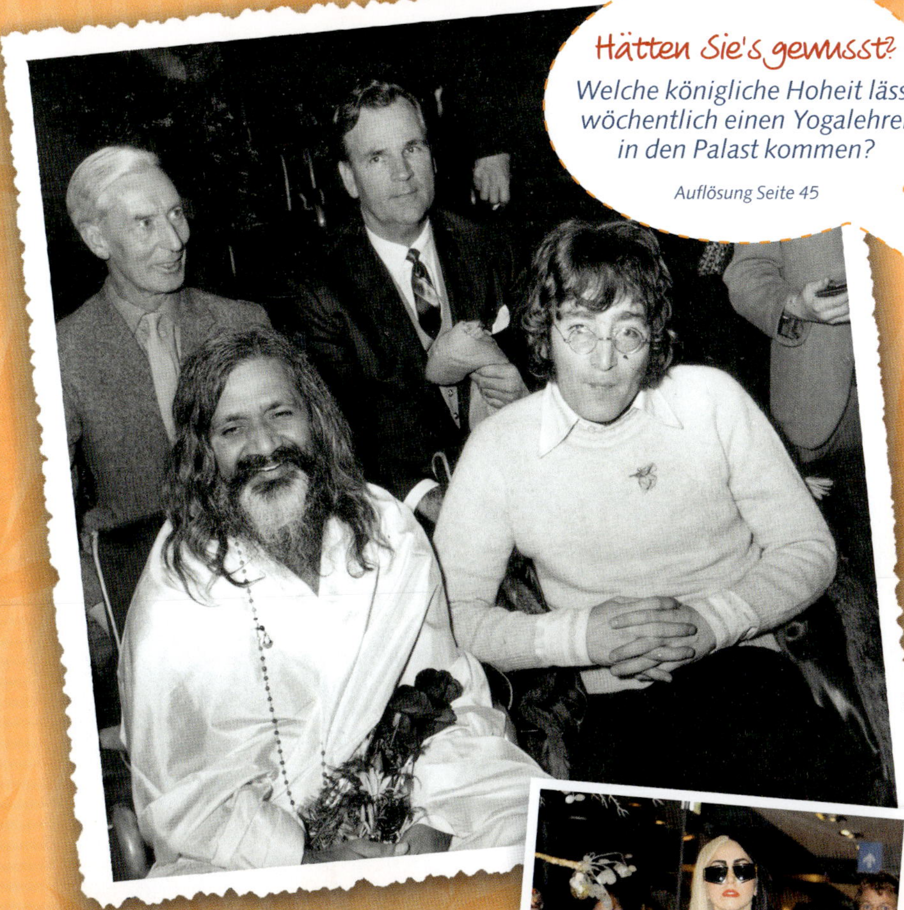

▲ *»All you need ist love« ... Die Beatles gehörten in den 1960er Jahren zu den größten Stars der Musikszene, und sie waren auch die Ersten, die mit ihren Trips in indische Ashrams das Interesse für Yoga in unserer westlichen Welt geweckt haben.*

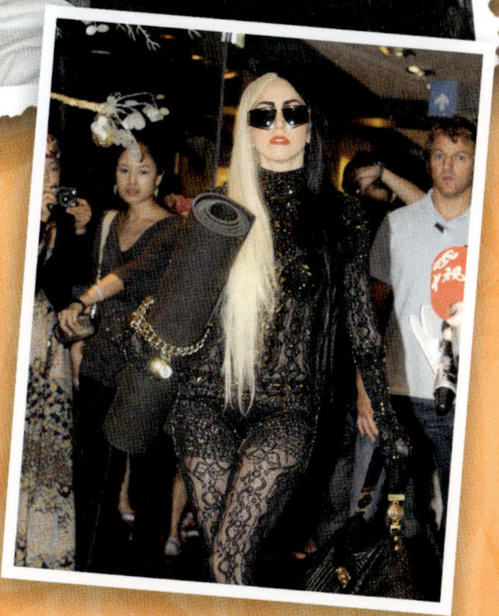

► *Ob auf Tour oder in ihrer Heimat New York – Lady Gaga geht, so oft sie kann, zum schweißtreibenden Bikram-Yoga. »Yoga heilt mich«, sagt die Pop-Queen.*

Klänge für Geist und Körper

Die meisten Yoga-Richtungen kommen ganz ohne Musik aus. Der erste Schritt zur Ruhe ist Pratyahara, das Zurückziehen der Sinne von der Außenwelt, während Musik eher die Sinne nach außen zieht.
Oft wird Musik aber am Ende der Yogastunde zur abschließenden Entspannung eingesetzt. Sanfte, unaufdringliche Klänge, auch in Verbindung mit Naturgeräuschen, können den unaufhörlichen Gedankenfluss unterbrechen und die Entspannung erleichtern und vertiefen. Musik ist das beste Mittel, um direkt die Seele anzusprechen.
Manche modernen Yogastile, wie z. B. Jivamukti-Yoga, nutzen Musik zur Unterstützung der Stellungen. Musik ist Schwingung, und das ganze Universum besteht aus Schwingung. Nada, im Sanskrit der innere Klang, kann so in der Yogastellung erfahren werden.
Wer Yoga im Sommer im Freien übt, kann sich auch einmal von den Klängen der Natur verzaubern lassen. Liebhaber des Indischen sollten sich unbedingt die heilenden Klänge des Ayurveda-Arztes Balaji També anhören – oder Sitar-Musik!

▼ *Auch die Punkrockerin Nina Hagen ist von der indischen Mystik angetan. Nach einem Besuch im Himalaja nahm sie indische Mantras auf, wie z. B. Om Namah Shivay, He Shiva Shankara.*

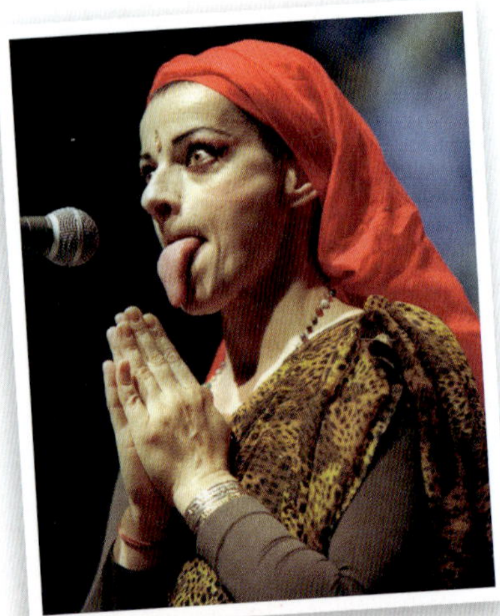

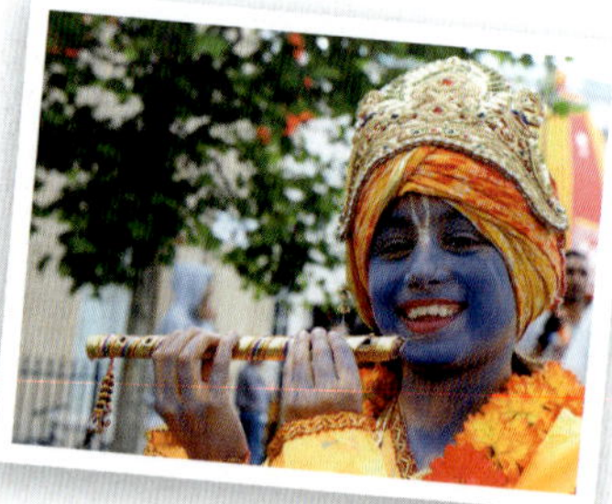

▲ *Der älteste »Yoga-Musiker« ist vielleicht der Gott Krisha, der auf allen Darstellungen mit seiner Bambusflöte bansuri gezeigt wird.*

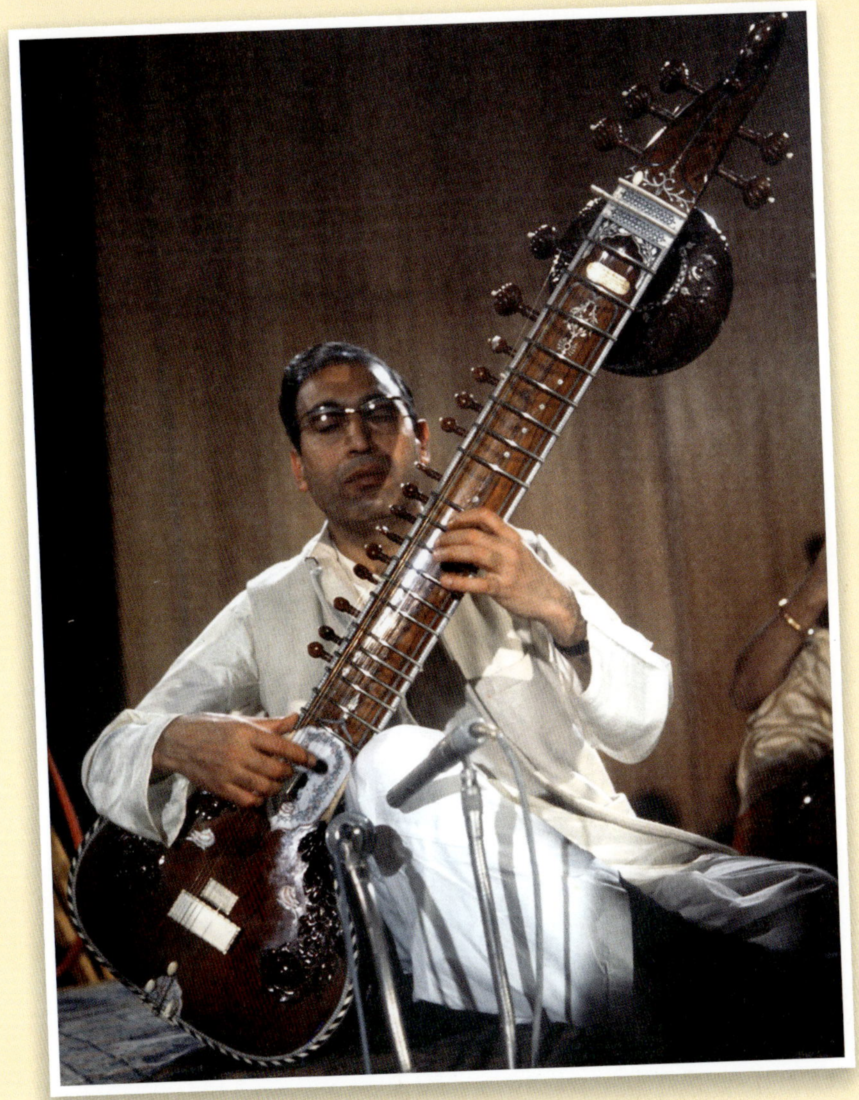

▲ *Das bekannteste und am weitesten verbreitete Instrument der klassischen indischen Musik ist die Sitar, ein schwer zu spielendes Zupfinstrument mit 18 bis 20 Saiten. Oft wird die Sitar von Tablas, indischen Trommeln, und Tambur, einer indischen Form der Laute, begleitet.*

Lachfalten anstatt Krähenfüße

Oberste Regel auf einer Party: Niemals mit Yoga angeben und keine Übungen vormachen, das könnte schiefgehen. »Der Löwe« würde die Gäste verschrecken oder abstoßen. Aus der »Krähe«, dem »Pfau« oder dem »Skorpion« könnte man wegen ungeeigneter Kleidung oder Unterlage auf die Nase fallen. Das wäre im wahrsten Sinne des Wortes eine Bruchlandung. Lieber ein paar Anekdoten erzählen, bei einem Glas Prosecco oder Yogi-Tee versteht sich, oder die Gäste zum Lachyoga anregen.

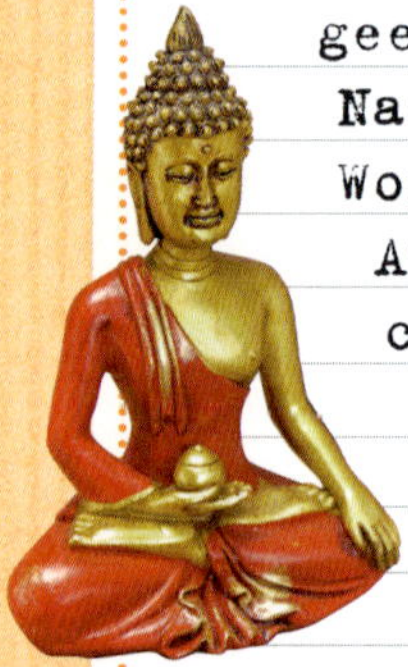

Die Hatha-Yoga-Pradipika, eine um ca. 800 n. Chr. verfasste Schrift über Hatha-Yoga, schreibt vor, dass man nicht nur in einem gut gelüfteten, sauberen Raum üben sollte, sondern in einem Land, in dem Gerechtigkeit herrscht und in dem gute Menschen leben. Tja, Fazit also: Es gibt keinen Platz auf dieser Erde, an dem Yoga geübt werden könnte. Oder doch?

Mit der folgenden Geschichte kann man bestimmt jeden Zweifler vom Yoga abschrecken und in seinen Vorbehalten und seiner Meinung, Yoga sei gefährlich, bestätigen.
Eines Tages zwang Krishnamacharya seinen treuen Schüler Iyengar in den Spagat, wobei der sich beide Oberschenkel brach. Daraufhin konnte Iyengar zwei Jahre lang nicht gehen. Er ging dann (ging also doch wieder) seiner eigenen Wege, hatte aber trotz allem ein Leben lang höchste Achtung vor seinem Lehrer.

Zu der Yogaübung Matsyasana, »der Fisch«, gibt es eine nette Geschichte:
Der kleine Junge Matsyendra wurde als kleines Kind ins Meer geworfen, weil seine Geburt unter keinem guten Stern stand. Er wurde von einem riesigen Fisch verschluckt. Im Fischbauch konnte Matsyendra immer die Stimme des Gottes Shiva hören. Er flüsterte seiner Frau Parvati vor und erzählte ihr über die Weisheiten des Yoga.
So wurde Matsyendra schon als kleiner Junge im Fischbauch in die Geheimnisse des Yoga eingeweiht. Nach zwölf Jahren wurde er als ausgebildeter Yogameister wieder ausgespuckt.

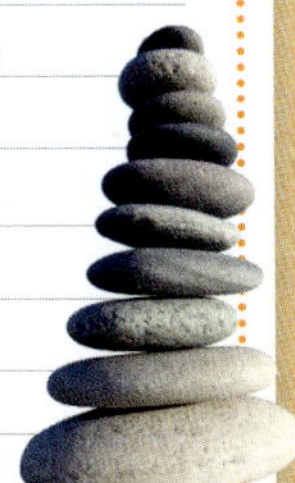

Meine Leidenschaft

Mein Yogastil:

Mein/e Lieblings-Yogalehrer/in:

Meine Lieblingsfarbe für Yogakleidung und Yogamatte:

Wie ich zum Yoga kam:

Mein Lieblings-Yogabuch:

Mein Lieblings-Asana:

O je, die mag ich gar nicht:

Welches Asana ich unbedingt noch lernen möchte:

Mein schönstes Erlebnis mit Yoga:

Bitte nicht noch einmal –
mein peinlichstes Missgeschick:

Meine Leidenschaft

Umschlagfotos: li. Interfoto/imagebroker/Egon Bömisch; re. picture-alliance/akg-images

Fotos: action press: S. 27 EVERETT COLLECTION, INC./ S. 11 o., 16 li. MFA/Courtesy Everett Collection/ S. 33 o. Paul Goldstein/Rex Features; S. 33 u. imago/Rau; Interfoto: S. 16 re. CLASSICSTOCK/H. ARMSTRONG ROBERTS/ S. 17 imagebroker/Egon Bömsch; S. 20 (2) mauritius images/Zen Shui; picture-alliance: S. 13 (2) akg-images/ S. 15 u. AP Images/ S. 22 o. AP Photo/ S. 14 Cultura/ S. 34 Design Pics/ S. 23 u., 25 o., 26 (2), 34 re., 35 u., 36 u., 37 dpa/ S. 22 u. DUMONT Bildarchiv/ S. 36 o. empics/ S. 6 li. Everett Collection/ S. 11 u., 23 o. Godong/ S. 9 o. Godong/Robert Harding/ S. 15 o. HOCH ZWEI/ S. 32 Keystone/ S. 30 Helga Lade Fotoagentur GmbH, Ger/ S. 7 landov/ S. 6 re. PhotoAlto/ S. 25 u. rtn - radio tele nord/ S. 19, 29, 38 Sueddeutsche Zeitung Photo/ S. 35 o. United Archives/TopFoto/ S. 34 li. UPI/ S. 9 u. WILDLIFE/ S. 8, 18, 28, 39 ZB; S. 24 Lisa Manneh; S. 12 S. Fischer Verlag GmbH;

Hintergründe: Privatarchiv Lehmacher;

Gesamtgestaltung: Atelier Lehmacher
Lektorat: Michaela Schachner, Pattloch Verlag
Bildredaktion: Tanja Lex
Druck und Bindung: Uhl GmbH & Co. KG

Printed in Germany

ISBN 978-3-629-11060-2

www.pattloch.de

MIX
Papier aus verantwortungsvollen Quellen
FSC
www.fsc.org
FSC® C004229

5 4 3 2 1

In dieser Reihe sind erschienen:

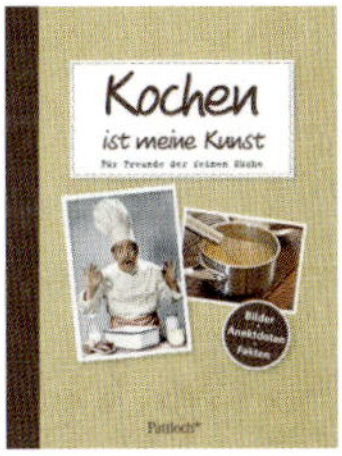

ISBN:
978-3-629-11061-9

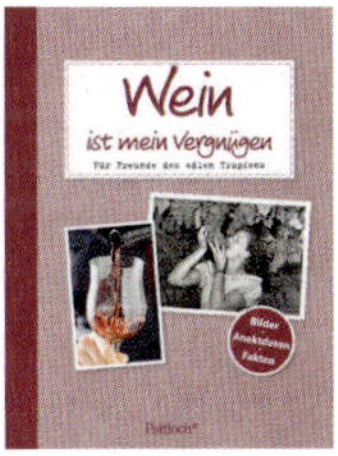

ISBN:
978-3-629-11062-6

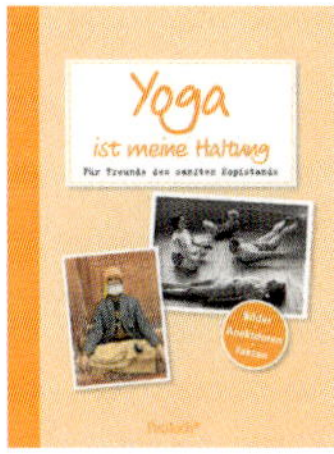

ISBN:
978-3-629-11060-2

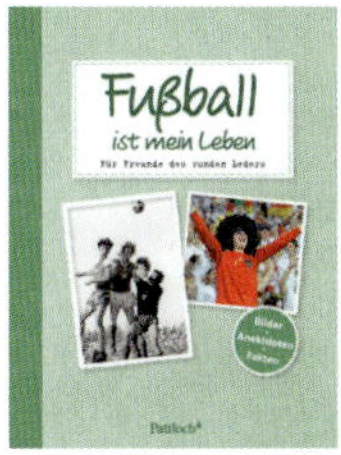

ISBN:
978-3-629-11059-6

S. 10: Der Satz heißt:
»Mögen alle Wesen Glück und Harmonie erfahren.«

S. 13: BDY

S. 35: Herzogin Kate von England